Mlle EUDEL

DOCTEUR EN MÉDECINE
ANCIEN INTERNE DES HOPITAUX DE NANTES
LAURÉAT DE L'ÉCOLE DE MÉDECINE

TRAVAIL D'ENSEMBLE

SUR LA

DIPHTÉRIE A NANTES

Depuis 1897

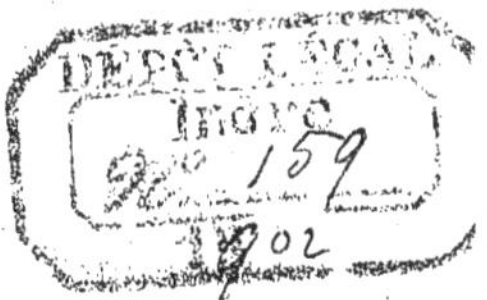

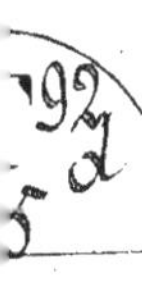

PARIS
A. MALOINE, Éditeur
23-25, RUE DE L'ÉCOLE-DE-MÉDECINE

1902

Mlle EUDEL
DOCTEUR EN MÉDECINE
ANCIEN INTERNE DES HOPITAUX DE NANTES
LAURÉAT DE L'ÉCOLE DE MÉDECINE

TRAVAIL D'ENSEMBLE

SUR LA

DIPHTÉRIE A NANTES

Depuis 1897

PARIS
A. MALOINE, Éditeur
23-25, RUE DE L'ÉCOLE-DE-MÉDECINE
1902

A MONSIEUR LE DOCTEUR BÉCIGNEUL

Médecin des hôpitaux.

A MONSIEUR LE DOCTEUR HUTINEL

Mon président de thèse.

INTRODUCTION

Ce travail d'ensemble sur la diphtérie à Nantes depuis 1897 m'a été inspiré par M. le docteur Bécigneul, dont j'ai été l'interne pendant 18 mois. J'ai passé avec lui un an aux Pavillons d'isolement, et six mois à l'Asile des Vieillards. J'ai eu l'occasion sous sa direction d'observer de nombreux diphtériques, et de pratiquer souvent le tubage.

D'ailleurs c'est M. le docteur Bécigneul qui, nommé en 1897 médecin titulaire des Pavillons d'isolement, a introduit le tubage à Nantes ; opération qui avant lui n'avait jamais été faite dans cette ville, et qui aujourd'hui a remplacé la trachéotomie. Il était donc juste que cette thèse fût inspirée par lui et faite par un de ses internes.

DIVISION DU SUJET

I. Aperçu général et tableaux d'ensemble de la diphtérie de 1891 à 1901, d'après les archives de l'hôpital de Nantes, pour montrer l'abaissement dans la mortalité.

II. La diphtérie de 1897 à 1901. Tableau d'ensemble d'après les observations prises au lit du malade.

III. Tableaux synoptiques de 190 cas de diphtérie.

IV. Résumé de mes observations personnelles.

V. Du traitement local de la diphtérie.

VI. Du sérum et des accidents qui lui sont imputables.

VII. Du tubage et des objections qui lui sont faites.

VIII. Conclusions.

LA DIPHTÉRIE A L'HOPITAL DE NANTES

APERÇU GÉNÉRAL DE 1891 A 1901

C'est à l'Hospice-Général de Nantes, dans un vaste enclos, indépendant de l'Asile des Vieillards, qu'ont été construits les Pavillons d'isolement destinés aux malades atteints de maladies contagieuses.

Deux salles sont affectées au service de la diphtérie. L'une d'elles est réservée aux enfants et aux femmes, l'autre est presque exclusivement réservée aux militaires qui y reçoivent les soins du médecin civil, chargé du service des Pavillons.

A Nantes, la diphtérie est endémique. Le maximum varie avec les années, mais les mois où il semble y avoir le plus de cas de diphtérie sont les mois d'hiver, surtout février et mars. J'ai d'ailleurs un tableau indiquant par mois le nombre des entrées pour diphtérie. (Tableau n° 1.)

Une question se pose depuis quelque temps. La diphtérie est-elle en décroissance à Nantes ? Il semble résulter des tableaux d'ensemble depuis 1891 que la diphtérie semble décroître depuis 1897. Mais ce qui est surtout intéressant à noter c'est la diminution des décès par diphtérie.

Il suffit pour s'en convaincre de consulter le tableau n° 2.

Ce tableau permet de voir que les décès diminuent, surtout à partir de 1897. — Puisque sur 121 décès il n'y en a que 5 par angine ; le croup est donc la forme la plus meurtrière de la maladie et celle sur laquelle on doit se baser pour voir si la maladie décroît en gravité.

La moyenne des décès est en décroissance depuis 1895 — par contre le nombre des cas de croup ne semble pas beaucoup diminuer ; si ce n'est à partir de 1897, où on a observé une décroissance progressive jusqu'à 1901.

Cette décroissance progressive de la diphtérie n'indique pas une décroissance réelle de la maladie, car on observe qu'en 1881 et 1892 il y a eu encore moins de cas de croup qu'en 1897, 1898, 1899, 1900.

Du reste cette année dans certaines localités il y a eu une recrudescence de la diphtérie, recrudescence telle, qu'elle a revêtu le caractère d'une épidémie.

Donc il n'y a que la mortalité qui soit réellement en décroissance.

Je n'ai pas l'intention de faire un travail sur la diphtérie avant 1897. Je veux simplement faire ressortir les résultats obtenus par le nouveau traitement.

J'ai pensé qu'un des meilleurs moyens était de comparer ces dernières années avec les précédentes et c'est pour cette raison pue j'ai établi des tableaux faciles à consulter.

LA DIPHTÉRIE DE 1897 A 1901

De 1897 à 1901, il est entré aux Pavillons d'isolement 242 diphtériques, 86 pour angine — 156 pour croup. — Sur ces 242 malades, il y a eu 21 décès soit 8,68 0/0. Pendant les quatre années précédentes, c'est-à-dire de 1893 à 1897, il est entré 362 diphtériques, 117 pour angine, 245 pour croup. Il y a eu 76 décès. Soit 21 0/0.

Les décès ont donc baissé de près des 2/3.

Il est permis de croire qu'une proportion aussi considérable dans la diminution des décès peut être en partie attribuée au traitement actuel de la diphtérie.

En effet, l'emploi systématique du sérum s'est généralisé ; le tubage a remplacé la trachéotomie. Enfin le traitement local de la diphtérie s'est complètement modifié. Il faut donc en quelques mots discuter la valeur du traitement actuel de la diphtérie.

Cette discussion comprendra le traitement local, le sérum, le tubage.

Mais auparavant j'ai voulu donner les tableaux synoptiques des observations prises au lit du malade, et le résumé de mes observations personnelles.

Ces tableaux synoptiques permettent de constater que sur les 21 décès plus de la moitié sont des enfants au-dessous de deux ans. Ce sont des malades pour la plupart intoxiqués. En effet, 11 étaient malades depuis 7 à 13 jours. 7 l'étaient depuis 4 à 6 jours. Sur ces 21 décès, 12 ont eu lieu le jour même ou le lendemain. Ces malades n'ont pas pu bénéficier du traitement et il est probable que s'ils avaient été soignés plus tôt leur mort n'eût pas été à déplorer.

Le sérum a donc fait baisser la mortalité par diphtérie. C'est ce qui a été démontré dans le travail de M. Variot, la thèse de M. Bayeux, celles de M. Chary et de M. Durban. Voici ce qu'on y lit :

M. Variot :

L'année 1895 est le triomphe définitif de Behring. Le Congrès des médecins allemands à Munich fut presque unanime pour admettre l'incontestable supériorité du sérum anti-diphtérique sur tous les autres remèdes proposés. La statistique d'Eulenbourg, de Berlin, portant sur plus de 15.000 cas, démontre un abaissement de la mortalité, variant du 1/3 à la 1/2 dans les cas traités par le sérum: Behring et ses collaborateurs évaluent que la mortalité serait réduite à moins de 5 0/0 si l'injection de sérum était faite de bonne heure. A Paris la statistique de l'hôpital Trousseau pour 1895 dressée par moi a donné une mortalité de 14 0/0 environ sur 1414 enfants diphtériques traités par le sérum.

Les statistiques de Manti à Vienne, du *Métropolitan Asylum Board* à Londres, celles des médecins américains ne s'écartent que peu des nôtres, et d'autres accusent un abaissement considérable de la mortalité.

Bayeux (*Thèse*, Paris), dans ses conclusions :

L'année 1894 divise donc la thérapeutique de la diphtérie en deux époques distinctes. La première où 55 0/0 de diphtériques mouraient, la deuxième où cette mortalité est abaissée à 16 0/0 , grâce à l'emploi de l'anti-toxine ; ce chiffre de 16 0/0 est appuyé sur la statistique que j'ai colligée de plus de deux cent mille cas. Pas un seul cas de mort attribué à l'usage du sérum anti-diphtérique n'est scientifiquement démontré. Toutes les statistiques reconnaissent qu'on ne risque rien en injectant de bonne heure, et qu'on risque tout en injectant tard.

Chary (*Thèse* de Paris), conclusions :

La mortalité globale par diphtérie est deux fois moindre depuis l'application de la sérothérapie. Dans des conditions favorables cette diminution peut aller beaucoup plus loin. Comme conséquence indirecte de la sérothérapie, la mortalité diminue.

Durban (*Thèse* de Toulouse), conclusions.

L'emploi de la méthode sérothérapique s'est traduit par une diminution considérable de la mortalité, l'action du sérum a été d'autant plus sûre et d'autant plus rapide que la forme de l'affection était plus pure et que ses débuts étaient moins éloignés. Les inconvénients qui ont été reprochés au sérum de Roux n'ont pas présenté de gravité suffisante pour qu'on doive proscrire l'usage des injections dans les cas douteux avant les renseignements fournis par l'examen bactériologique.

OBSERVATIONS PERSONNELLES

Observation I

Laryngite tubée (Lœffler).

Ernest B., 15 mois. 15 janvier 1900.

Malade depuis le 5 janvier.

Tirage depuis le 13 janvier.

Tubée d'urgence.

Au moment de l'entrée le teint est cyanosé, le pouls paradoxal, le tirage est intense. Membranes sur les amygdales et le voile du palais, râles muqueux et sous-crépitants fins disséminés, le tubage n'amène pas grand soulagement, le tirage sous-costal persiste.

Toux fréquente, pas d'expectoration.

T. 39° 5. Enveloppement du thorax. Piqûre d'huile camphrée.

Nuit très mauvaise. Dyspnée.

T. matin 39° 8. Bain, piqûre d'huile camphrée.

Toute la matinée agitation. T. midi 40° 5.

Meurt à 4 heures.

A l'autopsie. On trouve des membranes dans les bronches, à la section les petites bronches sont pleines de pus, les lobes inférieurs sont hépatisés.

Observation II

Angine (Lœffler).

Julien J., 21 ans, militaire. 15 janvier 1900.

Dans le service depuis le 21 décembre.

17. T. soir 39° 5. Amygdales rouges, un point blanc à gauche, engorgement ganglionnaire douloureux, dysphagie légère. (Gargarisme, liqueur Labarraque.)

18. Matin T. 38°. (purgation.) Membranes à gauche sur l'amygdale et le pilier antérieur. A droite un voile grisâtre sur l'amygdale. Une culture examinée donne du Lœffler.

Injection de sérum, 20 cc. T. soir 38° 2.

19. Matin. T. 37° 6, état général bon. Membranes persistent encore. Engorgement ganglionnaire douloureux. Soir T. 38°9.

20. Matin, T. 37°9. Les membranes sont moins adhérentes, on peut les détacher, encore de l'engorgement ganglionnaire. Soir, T. 37°8.

21. Matin, pas de fièvre, plus que quelques points membraneux. Soir pas de fièvre.

22. Pas de fièvre, plus de membranes.

23. Se lève. N'a pas présenté d'accident sérique.

Observation III

Laryngite tubée (Lœffler).

Henry R., 4 ans. 25 janvier 1900.

Vient d'avoir la rougeole. Malade depuis le 20, voix couverte dès le 20.

21. Toux rauque, couverte le 22, tirage dans la nuit du 24 au 25, à l'entrée teint plombé, pas de membranes dans la gorge, tirage intense sus et sous-sternal, pouls paradoxal. Signe du sterno-mastoïdien. Tubage urgent

Expectoration de membranes. Soulagement immédiat après le tubage. 1re Injection de sérum, 20 cc. Journée bonne.

Toux, mais expectoration facile. Soir, T. 39°.

26. T. 37° 9. Nuit bonne. Respiration très facile. Toux fréquente, expectoration de muco-pus, foyer de râles sous-crépitants à droite, 2e injection de sérum 20 cc. Soir, T. 38°.

Détubé à 7 h. mais retubé peu de temps après parce que le tirage est très intense.

27. Nuit bonne. T. 38° 2. Toux, dyspnée légère. Râles sous-crépitants. Soir, T. 38° 5.

28. Matin T. 37° 8. Détubé à 10 heures, un peu de tirage dans la soirée. Toux, pas de fièvre.

29. Pas de fièvre, nuit bonne, pas de tirage. Toux moins couverte.

30. Pas de fièvre jusqu'à 4 heures. Soir, T. 39°, large foyer de râles sous-crépitants à droite.

Enveloppements du thorax, piqûre d'huile camphrée.

31, matin. Pas de fièvre, mêmes signes stéthoscopiques. Soir, T. 37°8. Même traitement.

1er février. Pas de fièvre, râles plus gros, expectoration moins purulente.

2. Pas de fièvre, quelques gros râles.

3. Journée très bonne. Se lève le 5, n'a pas présenté d'accident sérique.

Observation IV

Laryngite tubée, Lœffler.

Madeleine P., 28 mois. 28 janvier 1900.

Malade depuis le 15.

Dysphagie depuis le 20. Toux et voix éteintes depuis le 27. Tirage dans la nuit du 27 au 28.

28. A reçu chez elle 20 cc. Membranes sur les amygdales, teint plombé. Pouls paradoxal. Tirage intense sus et sous-sternal.

Tubée d'urgence. Expectoration de membranes, pas grand soulagement après le tubage, le soir, T. 38° ; l'air passe, mais dyspnée. Les ailes du nez battent rapidement.

29. Nuit très agitée. Matin pas de fièvre, toux très fréquente. Râles muqueux et sous-crépitants un peu partout. Enveloppement, sinapismes, piqûre d'huile camphrée. Soir, T. 39°.

30. Matin pas de fièvre, nuit mauvaise, agitation avec un peu de délire. Toux fréquente, dypsnée, pas d'expectoration. Soir, T. 39°.

31, matin, pas de fièvre, nuit meilleure, les signes stéthoscopiques n'ont pas changé.

Détubée à 3 heures.

Morte le 2 février de broncho-pneumonie.

Observation V

Angine, Lœffler.

Charles D., 16 ans. 5 février 1900.

Malade depuis le 3.

Amygdales un peu grosses. Membranes blanches très adhérentes, sur leur face interne. Engorgement ganglionnaire avec empâtement considérable à gauche.

6. Dysphagie. T. 39°. Culture. Pas de fièvre injection de sérum 20 cc. Membranes encore sur les deux amygdales. (Gargarisme liqueur Labarraque.)

7. Pas de fièvre. Les membranes se détachent, moins de dysphagie, moins d'engorgement ganglionnaire mais encore douloureux.

8. Pas de fièvre, plus de membranes, encore un peu d'engorgement ganglionnaire.

9. Rien à noter. Se lève le 11.

N'a pas présenté de complications sériques.

Observation VI

Laryngite tubée, Lœffler.

Lucien P., 6 ans. 7 février 1900.

A eu le faux croup à 18 mois. Croup à 4 ans. A la rougeole, alité depuis 8 jours ; membranes sur les amygdales. Toux complètement éteinte, tirage sus et sous-sternal, a commencé ce matin. 2 accès de suffocation. Reçoit 20 cc. de sérum, enveloppement du cou. Tubage pas urgent.

Appareil à vapeur installé. Tubé dans la soirée 10 h. 1/2 ; expectoration de membranes.

8, matin. Pas de fièvre, nuit bonne. Toux, râles de bronchite. Deuxième injection de sérum 20 cc.

9. Pas de fièvre, détubé 4 heures du soir, expectore des membranes au moment du détubage. Un peu de tirage après.

10, pas de fièvre, nuit pas mauvaise, mais un peu de tirage.

2 accès de suffocation dans la journée, le 2e accès se termine par l'expectoration d'une membrane.

Rien à noter depuis.

Se lève le 20. N'a pas présenté de complications sériques.

Observation VII

Angine. (Lœffler).

Louis A., 21 ans, militaire. 7 février 1900.

Malade depuis hier matin. La T. a été de 39° 8. Respiration et déglutition très gênées. Amygdales très tuméfiées, membranes à gauche, engorgement ganglionnaire considérable. Injection sérum 20 cc. T. 40° 2. Soir injection de chlorhydrate de quinine.

8. Matin T. 39°. Trois grands lavages de la gorge.

Même état local.

Albumine. Soir, T. 40°. Injection de chlorhydate de quinine.

9. Matin T. 39° 8, piqûre de caféine, trois lavages.

Albumine. Un peu de délire; un peu moins de dysphagie, soir, T. 39°.

10. Matin. T. 39°. Délire, albumine. Moins de dysphagie, tuméfaction amygdalienne diminuée, encore quelques points blancs. T. soir, 39°.

11. Matin. T. 38°6. Etat général et local meilleur. Traces d'albumine. Soir, T. 38°.

12. Matin T. 37° 8. Déglutition facile. Soir pas de fièvre, se lève le 17. N'a pas présenté de complications sériques.

Observation VIII

Laryngite tubée (Lœffler).

Marcel L., 11 mois. 10 février 1900.

Enfant chétif, toujours malade, tousse depuis 10 jours, n'a du tirage que depuis hier, membranes sur les deux amygdales, toux et voix éteintes, tirage très intense, teint cyanosé, extrémités refroidies, râles aux deux bases. 1re injection de 20 cc. de sérum. Tubé à 10 h. soir, T. 39°. 11, matin 38°6, tirage sous-costal malgré le tube, râles fins des 2 côtés. Soir, T. 39° 4. Mort à 9 h. 1/2. A l'autopsie, broncho-pneumonie double.

Observation IX

Laryngite tubée. (Lœffler).

Paul L., 29 mois. 12 février 1900.

Vient d'avoir la rougeole, a été soigné chez lui pour sa diphtérie, pendant 8 jours, a reçu 50 cc. de sérum, ne rentre que pour être tubé. Tubage pas urgent, le tirage n'est pas intense et le pouls n'est pas paradoxal, pas de fièvre. Le tirage augmente dans la soirée, tubé à 8 heures 1/2. Soulagement immédiat.

13. Matin, pas de fièvre. Nuit bonne, toux, quelques râles muqueux.

14. Respiration très facile. Soir, pas de fièvre.

15. Pas de fièvre, un peu de catarrhe nasal, détubé 10 heures du matin, tirage très intense, retubé à 10 h. 1/2.

16. Pas de fièvre, nuit bonne, détubé 10 heures, respiration normale jusqu'à 4 heures soir, retubé à 8 heures 1/2 soir. T. 39°.

17. Matin, T. 38°, nuit bonne malgré fièvre, détubé 9 h. 1/2, pas de fièvre, retubé à 4 h.

18. Détubé à 7 heures 1/2. Un peu de tirage toute la journée, se passe de tube.

19. Pas de fièvre, rien à noter.

20. Pas de fièvre, rien à noter.

21. Pas de fièvre. Nuit mauvaise, un peu de tirage, éruption généralisée (plaques d'érythème). Un peu plus de tirage toute la journée.

22. Pas de fièvre. Nuit meilleure, l'éruption s'est effacée en partie.

23. L'éruption a complètement disparu.

Se lève le 26.

Sort le 7 mars.

Observation X

Laryngite, streptocoque.

Auguste G., 5 ans. 14 février 1900.

Vient d'avoir la rougeole. Amygdales rouges, pas de membranes, tirage sus-sternal. Voix et toux éteintes, toux rauque par instant. Reçoit 20 cc. de sérum. T. 38°. Tubage n'est pas urgent. Enveloppement du cou. Traité par la vapeur d'eau.

15. Pas de fièvre, très léger tirage. Toux et voix encore un peu éteintes.

16. Pas de fièvre, pas de tirage, toux encore voilée.
17. Pas de fièvre, encore un peu de laryngite.
18. Même état.
19. Toux et voix timbre normal

Se lève le 21.

N'a pas présenté d'accidents sériques.

Observation XI

Angine, streptocoques.

Albert B., 22 ans, militaire. 17 février 1900.

Mal à la gorge depuis hier soir; gorge rouge, amygdales tuméfiées, à gauche sur la face interne de l'amygdale 2 points membraneux blanchâtres. Un peu d'engorgement ganglionnaire. Soir, T. 39°5, dysphagie notable. Première injection de sérum 20 cc. gargarisme liqueur Labarraque.

18, matin. T. 39°4. Membranes plus étendues. Dysphagie, engorgement ganglionnaire plus marqué à gauche. Soir, T. 39°.

19, matin. T. 37°8, membranes persistent. Soir, T. 37°6.

20, matin. T. 37°4, membranes persistent. Sont cependant moins adhérentes. Deuxième injection de sérum 10 cc. Soir, T. 37°5.

21. Température normale, plus de membranes, rien à noter jusqu'au 27.

27. Douleur dans l'articulation coxo-fémorale droite, pas de fièvre.

29. La douleur a disparu.

Se lève le 2 mars.

Observation XII

Laryngite, streptocoques.

Charles Q., 5 ans. 17 février 1900.

Malade depuis le 16. A reçu chez lui 10 cc. de sérum. Pas

de membranes dans le pharynx, toux rauque. Léger tirage. Deuxième injection 10 cc. Soir, T. 37°6.

18, matin. T. 37°4, plus de tirage, gorge un peu rouge. Soir, T. 37°5.

19. Pas de fièvre. Rien à noter. Se lève le 24.

N'a pas présenté de complications sériques.

Observation XIII

Angine (Lœffler).

Jeanne X., 3 ans. 18 février.

Vient d'avoir la rougeole. Angine depuis le 17.

Amygdale gauche légèrement rouge, membranes sur l'amygdale droite, un peu d'engorgement ganglionnaire. Première injection 20 cc. Soir, T. 37°8.

19, matin. T. 37°4. Membranes à droite, un peu de toux. Soir, T. 37°5.

20. Température normale.

21. Température normale. De nouvelles membranes se sont formées sur l'amygdale. Deuxième injection de sérum 20 cc. Soir, pas de fièvre, les membranes se détachent.

22. Pas de fièvre.

23. Pas de fièvre, plus de membranes ; plus rien à noter

Se lève le 26.

N'a pas présenté d'accidents sériques.

Observation XIV

Laryngite (Lœffler).

Francois L., 5 ans. 18 février 1900.

Malade depuis hier. Tirage depuis ce matin. Toux rauque, accès de suffocation, pas de membranes sur les amygdales ; première injection de sérum 20 cc. Tubage pas urgent.

Traitement par la vapeur d'eau et enveloppement du cou. Soir, pas de fièvre.

19. Matin, T. 38°5. Nuit pas trop mauvaise. Un peu plus de tirage, peut encore se passer de tubage. A l'auscultation, râles de bronchite. Soir pas de fièvre.

20. Matin, pas de fièvre. Nuit bonne, un peu moins de tirage. Soir pas de fièvre.

21. Pas de fièvre, plus de tirage.

22. Rien à noter, se lève le 26. Sort le 4 mars.

N'a pas présenté de complications sériques.

Observation XV

Laryngite (Lœffler).

Roger E., 2 ans. 2 mars 1900.

Entre pour bronchite, suite de rougeole, dans la soirée un peu de tirage sus-sternal. (Culture). Soir, T. 38°.

3. Matin, pas de fièvre, plus de tirage, voix et toux couvertes.

Examen de la culture positif. Passe dans le pavillon des diphtériques, injection de sérum 20 cc. Soir T. 38°. Nuit mauvaise, tirage.

4. Pas de fièvre, pas de tirage, toux voilée

5. Pas de fièvre, tousse beaucoup, la toux est voilée par instants.

6. Pas de fièvre, même état. Rien à noter jusqu'au 13. Se lève un peu.

13. Dans la soirée la température monte à 39°2, bouffées de râles sous-crépitants en un point situé près de l'omoplate. Râles muqueux un peu partout, enveloppements du thorax.

14. Matin. 39°8. Piqûres d'huile camphrée. Soir pas de fièvre. La broncho-pneumonie évolue sans incident. Se lève le 22.

N'a pas présenté de complications sériques.

Observation XVI

Angine (Lœffler).

Pierre E., 5 ans. 5 mars 1900.

A la rougeole, est en pleine éruption. Sa sœur a eu le croup. Gorge rouge, membranes sur la face interne de l'amygdale gauche, un peu d'engorgement ganglionnaire. Première injection de sérum 20 cc. Soir, T. 38°, un peu de toux.

6, matin. Pas de fièvre, quelques points membraneux persistent à gauche. Soir, T. 38°.

7. Pas de fièvre, restent quelques points membraneux sur l'amygdale gauche.

9. Rien à noter. Se lève le 13.

N'a pas présenté de complications sériques.

Observation XVII

Angine (Staphylocoques).

Germaine R., 14 mois. 18 avril 1900.

L'enfant entre quelques heures après sa sœur qui a le croup et qui vient d'être tubée. Les deux enfants ayant couché dans le même lit, par mesure préventive, elle reçoit 20 cc. de sérum. Un peu de toux, gorge rouge, l'examen d'une culture n'a donné que du staphylocoque. Soir, T. 37.6.

19, matin. Température 38°. Râles de bronchite, la gorge est rouge. Soir, T. 38°. Il y a un peu plus de toux.

20, matin. T. 38°. Nuit mauvaise, légère gêne respiratoire, respiration soufflante à droite. Soir 38°2.

21. Pas de fièvre, un peu de toux, la respiration n'est plus soufflante, quelques râles.

22. Température normale, plus rien à noter. Sort le 6 mai.

N'a pas présenté de complications sériques,

Observation XVIII

Angine (Lœffler)

Constant O., 18 mois. 16 avril 1900.

Malade depuis trois jours ; l'enfant est pâle, abattu. Engorgement ganglionnaire des deux côtés. Membranes grisâtres, très adhérentes sur les amygdales, les piliers, les bords de la luette. Première injection de sérum 20 cc. Soir, T. 38° 3.

17. Pas de fièvre. Même état local.

18. Pas de fièvre. Autant de membranes. Deuxième injection 20 cc.

19. Pas de fièvre. Membranes moins adhérentes.

20. Pas de fièvre. Membranes persistent.

21. Pas de fièvre. Membranes. Troisième injection 20 cc.

22. La gorge se nettoie, mais il y a encore des membranes sur les piliers.

23. Les membranes ont disparu.

24. Rien à noter. Se lève le 27. Sort le 1er mai.

N'a pas présenté de complications sériques.

Observation XIX

Laryngite tubée (Lœffler).

Francine R., 3 ans. 18 avril 1900.

A eu la rougeole il y a 15 jours. Toux et voix éteintes depuis le 16, tirage dans la nuit du 16 au 17, devient très intense dans la nuit du 17 au 18. A son entrée teint cyanosé ; tirage intense, pouls paradoxal, pas de membranes sur les amygdales. Tubage d'urgence à 6 h. du matin ; expectoration d'une large membrane. Injection 20 cc. Soulagement immédiat après le tubage. Râles muqueux des deux côtés. Soir et matin pas de fièvre.

19. Matin, pas de fièvre, nuit bonne, deuxième injection 20 cc. Quelques râles. Respiration se fait très bien. Soir T. 38°.

20. Matin pas de fièvre, détubé à 7 h. du matin, un peu de tirage pendant les premières heures.

21. Pas de fièvre. Nuit bonne, un peu de toux, quelques râles.

22. Rien à noter. Se lève le 24. Sort le 6 mai.

N'a pas présenté de complications sériques.

Observation XX

Laryngite tubée (Lœffler, Streptocoques)

Hélène B., 5 ans. 25 avril 1900.

Souffrante depuis deux mois. A eu la rougeole ; à la suite de la rougeole broncho-pneumonie. Voix et toux éteintes depuis le 23. Tirage dans la nuit du 24 au 25 ; pas de membranes dans la gorge. Première injection 20 cc. sérum. Tubage ne semble pas urgent pour l'instant. Dans l'après-midi le tirage devient très intense. Il y a des accès de suffocation. Tubée à 2 heures. (Particularité: L'enfant a 5 ans, mais elle a le larynx d'un enfant de 18 mois. Elle a été tubée avec le tube n° 2 pour enfants de 7 à 18 mois.) Pas de fièvre.

26. Matin pas de fièvre, nuit assez bonne, un peu de toux, Soir pas de fièvre.

27. Température normale. Détubée à 7 heures matin, toux et voix encore un peu voilées.

28. T. normale. Un peu de tirage dans la nuit.

29. Rien à noter. Se lève le 4 mai. Sort le 11.

N'a pas présenté d'accidents sériques.

Observation XXI

Laryngite tubée, Malformations congénitales. (Lœffler.)

Aimé E., 18 mois. 27 avril 1900.

Malade depuis 10 jours, tirage dans la nuit du 27 au 28. Membranes sur les amygdales, les piliers antérieurs, la luette, fosses nasales obstruées par du muco-pus, tirage sus et sous-sternal. Râles des deux côtés.

Le tubage n'est pas urgent. Première injection de sérum 20 cc. soir T. 37° 8.

28. Pas de fièvre, tirage toute la nuit. Les membranes sont aussi abondantes; à 11 h. le tirage devient tellement intense que l'enfant est tubé ; expectoration de membranes au moment du tubage. Râles muqueux des deux côtés.

29. Matin, pas de fièvre. Deuxième injection, nuit mauvaise. Les bronches semblent encombrées par des mucosités ou des membranes. Soir T. 38° 5.

30. Pas de fièvre, détubé à 7 h. matin, respire pas trop mal, la journée n'est pas trop mauvaise. Paralysie du voile du palais.

1er mai. Matin, pas de fièvre. Soir, T. 38°6. Râles aux bases, respiration soufflante.

2. Matin, pas de fièvre, gêne respiratoire. Les deux poumons sont atteints.

Respiration soufflante des deux côtés et pluie de râles fins. L'enfant est emmené par ses parents dans la soirée, il meurt le lendemain.

Observation XXII

Angine (Lœffler).

Jean Th., 21 ans. 28 avril 1900.

Malade depuis le 23, a eu une amygdalite double, et c'est sur cette amygdalite que s'est greffée l'angine diphtérique. Membranes sur la face interne des deux amygdales et sur la luette. Engorgement ganglionnaire modéré mais douloureux. Dysphagie. T. 38° 9. 1re injection de sérum 20 cc. Gargarisme liqueur de Labarraque.

28. Matin, T. 38° 7. Membranes encore très adhérentes, un peu de laryngite. Soir, T. 38°.

29. T. 37°5, encore des membranes. Soir, T. 37°9.

30. Température normale. 2e injection de sérum 20 cc, toujours des membranes.

Mai 1er. Température normale, membranes à gauche.

2. Température normale ; quelques points membraneux.

3. Plus de membranes, voix encore un peu couverte, se lève le 5. Le 7 le malade se plaint de douleurs à droite dans le sterno mastoïdien. Soir, T. 38°6.

8. Matin. T. 38°, douleurs dans les genoux, les épaules, les coudes, les poignets. Soir, T. 39°.

9. Matin. T. 38°. Les douleurs articulaires persistent. Sur le thorax et les membres supérieurs il y a une légère éruption scarlatiniforme. Rien dans les urines. Soir, T. 38°6.

10. Matin. Température normale, l'éruption a disparu, plus de douleurs articulaires.

11. Matin. Température normale, l'éruption a disparu, plus de douleurs articulaires.

12. Rien à noter.

13. Idem, se lève le 14, sort le 28.

Observation XXIII

Laryngite tubée (Lœffler).

André M., 22 mois. 30 avril 1900.

Malade depuis 2 jours, a reçu 20 cc. de sérum chez lui. Voix éteinte depuis le 28. Tirage depuis le 29, pas de membranes dans la gorge. 2e injection de sérum 20 cc. Le tubage n'est pas urgent. Soir, T. 38°3.

Le tirage augmente dans la nuit, tubé à 1 heure 1/2 du matin.

Mai 1er. T. matin 38°7. Un peu de toux. Râles à la base. Soir, T. 38°6.

2. Température normale, un peu de toux.

3. Température normale, détubé à 7 heures du matin, un peu de tirage toute la journée, dans la nuit le tirage augmente d'une façon très notable.

Retubé à 4 heures du matin.

4. Température normale, 3e injection de sérum 20 cc.

5. Température normale, détubé à 7 h. matin, léger tirage toute la journée.

6. Température normale, encore un peu de laryngite.

7. Même état.

8. Toux rauque.

9. Même état.

10. Température matin 37°4. Soir, T. 39°, l'enfant est abattu, a de la peine à se bouger.

11. T. matin 37°6. Eruption généralisée.

Sur les articulations et au niveau des membres, plaques ressemblant à l'érythème noueux. Sur le reste du corps, les plaques forment des dessins ressemblant à des dessins géographiques. Les articulations sont douloureuses. Soir température 38°.

12. Même état. T. 38°.

13. L'éruption a presque disparu. Les articulations sont encore un peu douloureuses. T. 38°.

14. Pas de fièvre, tout a disparu.

15. Les parents font sortir l'enfant.

Observation XXIV

Laryngite (Lœffler).

Alexandre L., 2 ans 1/2. 13 mai 1900.

Malade depuis le 11. Membranes sur la face interne des amygdales et sur la luette. Toux et voix éteintes, léger tirage. Installation de l'appareil à vapeur. Enveloppement du cou. T. 38°. Première injection de sérum 20 cc.

14. Température normale, très léger tirage, toux et voix légèrement voilées. Les membranes n'ont pas diminué.

15. Température normale, membranes persistent sur la luette et l'amygdale droite. Deuxième injection de sérum 20 cc.

16. Température normale, plus de laryngite, toujours des membranes sur la luette et l'amygdale droite.

17. Température normale, quelques points membraneux sur l'amygdale droite.

18. Température normale, plus de membranes.

19. Température normale, rien à noter. Se lève le 21.

N'a pas présenté de complications sériques.

Observation XXV

Laryngite (Lœffler).

Théodore E., 4 ans. 21 mai 1900.

Malade depuis le 20. Coryza. Vomissements.

Toux rauque devenant voilée par instant, pas de membranes sur les amygdales, un peu de rougeur. Râles de bronchite. Première injection de sérum 20 cc., un peu plus de tirage dans la soirée, avec léger cornage quand l'enfant dort. Soir, T. 38°5.

22. Température normale, encore un peu de laryngite, mais il n'y a plus de tirage.

23. Même état.

24. Même état.

25. Rien à noter. Se lève le 1er juin.

N'a pas présenté de complications sériques.

Observation XXVI

Angine (Lœffler).

Alcide J., 20 ans, militaire. 25 mai 1900.

Malade depuis le 24. Membranes blanches sur les deux amygdales. Gros ganglions douloureux à gauche. A droite l'engorgement ganglionnaire est très léger. Légère dysphagie. T. 38°. Injection 20 cc. de sérum. Gargarismes liqueur de Labarraque.

26, matin. T. 37°7. Membranes moins adhérentes. Soir. T. 37°5.

27. Température normale. Quelques points grisâtres sur les amygdales.

28. Température normale. Plus de membranes, un peu de rougeur des piliers, engorgement ganglionnaire bien diminué.

29. Température normale, encore un peu de rougeur.

30. Température normale. Le malade se lève.

31. N'a pas présenté de complications sériques.

Observation XXVII

Laryngite tubée (Lœffler).

Marie M., 3 ans 1/2. 30 mai 1900.

Malade depuis 8 jours. Le tirage a commencé dans la soirée du 29. Plusieurs accès de suffocation. Membranes sur la face interne des amygdales surtout à gauche, toux et voix éteintes, tirage intense, pouls paradoxal, première injection 20 cc. de sérum. Tubée à 11 h. matin. T. 38°2. Albumine abondante, pigments. Râles muqueux généralisés. Œdème.

31. T. 37°6. Albumine 4 grammes au tube d'Esbach, œdème des membres inférieurs. Deuxième injection de sérum 20 cc. Soir, 38°2. (Vomissements).

1er juin. T. 37°4. Plus de membranes sur les amygdales. Albumine 1 gr. 1/2 tube d'Esbach. Détubée à 10 h. 1/2. Toux et voix encore éteintes. Soir, T. 37°6.

2. Température normale, 1 gr. 1/2 d'albumine ; un peu plus de toux. Râles muqueux disséminés. Un peu d'œdème. Soir, température normale.

3. Température normale, albumine 1 gramme, toujours de la toux, les râles sont plus gros.

4. Température normale, albumine 1 gramme. Toux.

5. Température normale, albumine 50 cc., à peine quelques râles, peu de toux.

6. Température normale, quelques centigrammes d'albumine.

7. Température normale, plus d'albumine.

8 et 9. Rien à noter.

10. Les parents font sortir l'enfant.

N'a pas présenté de complications sériques.

Observation XXVIII

Laryngite tubée (Lœffler).

Augustine J., 2 ans 1/2. 8 juin 1900.

L'enfant a la coqueluche depuis 15 jours. Elle a de 30 à 40 quintes en 24 heures, les quintes sont parfois fort longues.

Ce n'est que le 7 que les parents s'aperçurent qu'elle était gênée pour respirer. Dans la nuit du 7 au 8 elle devint complètement aphone.

Depuis ce matin le tirage n'a pas cessé. Le tirage est très intense, il est sus et sous-sternal. Le pouls est paradoxal.

La petite malade a des quintes de toux voilée avec accès de suffocation effrayants. Membranes sur la face interne de l'amygdale gauche. L'enfant est très fatiguée. J'hésite à pratiquer le tubage vu ces quintes de toux. Première injection de sérum 20 cc. Après une demi-heure d'attente, l'asphyxie est tellement imminente que l'hésitation n'est plus permise. Tubée à 4 heures soir, expectoration de membranes, puis quinte, d'une durée de 10 à 15 minutes. T. 38° 1.

9. T. matin 38°0. 18 quintes en 15 heures. Deuxième injection 20 cc. Soir T. 38.

10. T. matin 37° 5. Dans les 24 heures 22 quintes, encore quelques membranes sur l'amygdale. Soir, T. 38.

11. T. matin 37° 2, plus de membranes, 15 quintes dans les 24 heures. Ces quintes sont beaucoup plus courtes. Détubée à 8 heures du matin. Après le détubage une petite quinte. La journée est assez bonne, mais vers 4 heures il y a un peu de tirage. Soir, T. 38°.

12. T. matin 37° 4. Retubée à minuit, le tirage ayant beaucoup augmenté. 12 quintes dans les 24 heures, détubée à 11 heures 1/2. Au moment du détubage une quinte et l'enfant expectore une large membrane. Troisième injection de sérum 20 cc. Soir, T. normale.

13. Matin T. normale. 12 ébauches de quintes, dans les 24 heures.

14. Soir, T. normale. 7 ébauches de quintes dans les 24 heures.

15. T. normale. 5 ébauches de quintes dans les 24 heures.

16. T. normale. 6 ébauches de quintes.

17. T. normale, pas une quinte, un peu de toux comme dans la bronchite.

18. T. normale, encore un peu de toux, quelques râles de bronchite.

19. T. normale, un peu de toux.

20. Se lève. Sort le 24.

N'a pas présenté de complications sériques.

Observation XXIX

Angine (Lœffler-Streptocoques).

Marie Ch., 14 ans. 15 juin 1900.

Malade depuis le 14. Membranes sur les deux amygdales, les piliers antérieurs et la luette. Engorgement ganglionnaire modéré. Légère dysphagie, voix un peu couverte. Langue chargée, haleine fétide. Température 38° 2. Gargarisme liqueur Labarraque, première injection sérum 20 cc.

16. T. matin 37° 3. Même état local, T. soir 37° 6.

17. T. normale, encore membranes sur les amygdales, T. soir normale.

18. T. normale, quelques points grisâtres sur les amygdales.

19. T. normale, plus rien dans la gorge. Se lève le 22. Sort le 30.

N'a pas présenté de complications sériques.

Observation XXX

Laryngite tubée (Lœffler).

Berthe C., 3 ans. 8 juillet 1900.

7. Toux depuis le 1er juillet, toux rauque.

8. Toux et voix voilées. Vers onze heures le tirage s'établit d'une façon permanente, accès de suffocation. A l'entrée le tirage est intense, le pouls paradoxal, tubée d'urgence à 7 heures 1/2 du soir ; syncope nécessitant la respiration artificielle. Première injection de sérum 20 cc. Légère albuminurie. Soir, T. 38° 4.

9. T. matin, 37° 7. Râles de bronchite, pas de membranes sur les amygdales. Deuxième injection de sérum 20 cc. Légère albuminurie. T. 38° 4, soir.

10. T. matin 37° 2. L'enfant respire bien, mais par instant la respiration devient sonore comme s'il y avait quelque chose dans le tube.

A 10 heures 1/2, le tube s'obstrue subitement, l'enfant asphyxie, elle est détubée. Respiration artificielle, le tube ne s'est pas obstrué ; dans la bouche de l'enfant il y a une membrane tubulée beaucoup trop grosse pour passer dans la lumière du tube et qui a dû se coller à l'ouverture inférieure. Retubée aussitôt après. Agitation. T. soir, 39°5.

Les parents veulent emmener l'enfant, elle est détubée à 9 h.

Après renseignements reçus le 26, l'enfant a guéri.

Observation XXXI

Angine (Lœffler).

Charles M., 4 ans 1/2. 14 juillet 1900.

A son angine depuis huit jours. N'a pas reçu de sérum, a eu vomissements. Gonflement ganglionnaire considérable, pâleur. Tuméfaction de l'amygdale et des piliers à gauche avec membranes jaunâtres sur la face interne semblant se prolonger en arrière de l'amygdale. Il y a peu de rougeur de la gorge.

Un peu de laryngite, la toux est légèrement voilée. T. 38°6.

Albumine. 1re injection de sérum 20 cc.

15. T. matin 37°5. Vomissements, albumine, urobiline. L'état local est le même. 2e injection de sérum 20 cc. T. 38°3, soir.

16. T. matin 37°3. Moins de gonflement, encore des membranes. 3e injection de sérum 20 cc. Soir, T. 39°.

17. T. matin 37°2. Presque plus de gonflement, mais encore quelques points membraneux. Albumine. T. soir, 39°6.

18. T. matin 37°3, plus de membranes. L'albumine persiste jusqu'au 20.

Se lève le 23.

N'a pas présenté de complications sériques.

Observation XXXII

Angine (Lœffler-Streptocoques).

Louis Ch., 22 ans. 3 août 1900.

Malade à l'infirmerie depuis le 31 juillet. T. 38°2. S. 39°7.

M. 1er août. T. 38°. S. 39°5.

M. 2 août. T. 38°. S. 39°7.

M. 3 août. T. 38°5. S. 38°5.

Délire, accès de suffocation ; langue sale, amygdales tuméfiées, enduit grisâtre sur leur face interne et sur la luette. Dysphagie par obstruction des fosses nasales, engorgement ganglionnaire, légère albuminurie. Gargarisme liqueur Labarraque. 1re injection de sérum 20 cc.

4. T. matin 37°5. Soir 37°4. Amygdales moins tuméfiées, restent des points grisâtres, légère albuminurie.

5. T. normale, quelques points grisâtres sur les amygdales.

6. Plus rien sur les amygdales, température normale.

7. Rien à noter, se lève le 12, sort le 23 août.

N'a pas présenté de complications sériques.

Observation XXXIII

Laryngite (Lœffler).

Lucienne L., 4 ans. 15 septembre 1900.

Malade depuis le 11, coryza, angine. Il y a encore des membranes sur les amygdales, surtout à gauche. Léger tirage depuis le matin, toux et voix un peu converties. Râles de bronchite. T. normale, n'a pas reçu de sérum avant son entrée. 1re injection 20 cc., peut se passer de tubage, traitement par vapeur d'eau, et enveloppement du cou.

16. T. normale, toujours un peu de tirage, voix et toux voilées, membranes persistent. 2e injection 20 cc.

17. T. normale, la toux n'est plus voilée, elle est rauque, encore quelques points membraneux sur l'amygdale gauche.

18. T. normale, plus de membranes, respiration normale, toux encore rauque, quelques râles de bronchite

19. T. normale, rien à noter, se lève le 21.

N'a pas présenté de complications sériques.

Observation XXXIV

Laryngite (Lœffler)

Henri R., 19 mois. 12 octobre 1900.

Malade depuis le 8, a eu un peu de fièvre, angine. Aujourd'hui toux rauque voilée par instant, pas de membranes sur les amygdales, tirage sus et sous-sternal. Le tubage n'est pas urgent, traitement par la vapeur d'eau et enveloppement du cou. 1re injection sérum 20 cc.

13. T. normale, même état, se passe de tubage.

14. Encore un peu de tirage.

15. Plus de tirage, mais la toux est encore un peu rauque.

16. Rien à noter, l'enfant sort guéri le 20 octobre.

Observation XXXV

Laryngite tubée (Lœffler).

Henri J., 3 ans. 17 octobre 1900.

Malade depuis le 10, tirage depuis le 16 au matin, pas reçu de sérum, teint asphyxique, pouls paradoxal, tubage d'urgence à midi ; peu de soulagement par le tubage. Membranes dans la gorge. T. 40°. 1re injection de sérum 20 cc.

18. Nuit très mauvaise, tirage sous sternal et sous-costal persistant. 2e injection de sérum 20 cc. T. 39°.

Teint plomblé, asphyxie imminente.

T. 40°4, dans la soirée.

Meurt à 8 heures 1/2.

A l'autopsie on trouve des membranes dans la trachée, dans les bronches. Les membranes sont ramifiées jusque dans les bronchioles, elles ont un aspect arborescent.

Observation XXXVI

Laryngite tubée (Lœffler).

Gaston L., 16 mois. 27 octobre 1900.

Malade depuis le 25. Coryza, un peu de toux, le tirage a débuté le 26 dans la matinée. Membranes dans la gorge, tubé deux heures après son entrée; midi 1/2. N'a pas reçu de sérum avant son entrée. 1re injection 20 cc. T. Soir, 38°2.

28. T. 37°8. 2e injection de sérum 20 cc. T. Soir. 37°.

29. T. normale, détubé à une heure, un peu de tirage toute la journée, dans la soirée le tirage devient assez intense et nécessite une nouvelle intubation. T. normale.

30. T. normale, détubé à 7 heures matin, un peu de tirage pendant quelques heures.

31. Rien à noter, se passe de son tube. Sort guéri le 15 novembre.

N'a pas présenté de complications sériques

Observation XXXVII

Laryngite tubée (Lœffler).

Joséphine L., 5 ans. 12 novembre 1900.

Coryza et angine depuis le 3, a eu des saignements de nez, ulcérations du nez et des lèvres, tirage depuis le matin, arrive à 11 heures du soir en état d'asphyxie, pas de membranes sur les amygdales, tubée d'urgence à 11 heures soir, syncope nécessitant la respiration artificielle pendant 10 minutes ; n'a pas reçu de sérum. 1re injection 20 cc.

13. T. 38o, râles de bronchite, 2e injection de sérum. 20 cc.

14. T. normale, détubée à 8 heures du matin.

15. T. normale, rien à noter jusqu'au 20.

20. T. 38o6, éruption généralisée, entièrement disparue le 24, restent quelques râles de bronchite pendant 10 jours.

Sort le 15 décembre.

Observation XXXVIII

Laryngite tubée (Lœffler).

Jeanne B., 4 ans. 11 décembre 1900.

Angine depuis le 8. Tirage depuis 24 heures. Membranes sur les amygdales. Tubée d'urgence le 11 décembre 9 heures du matin. N'a pas reçu de sérum avant son entrée, première injection 20 cc. T. Soir, 38o2.

12. T. 37o5. Etat général très bon. Rien à noter.

13. T. 37o3. Soir 40o. On note une légère éruption, pas d'albumine.

14. Température normale. Détubée à 9 heures matin. Suffocation, tirage intense, est retubée à 10 h. 1/2.

15. Température normale, reste tubée.

16. Température normale, détubée à 8 heures matin, tirage assez fort pendant 1 heure, reste cependant sans tube, un peu de tirage toute la journée.

17. Température normale. Reste désormais sans tube. Toux et voix restent voilées jusqu'au 20. Se lève le 22. Sort guérie le 12 janvier 1901.

Observation XXXIX

Laryngite tubée (Lœffler).

Marie P., 23 mois. 9 décembre 1900.

Fort coryza depuis le 2. Voix éteinte depuis le 7, tirage depuis 24 heures. A l'entrée teint asphyxique, tirage intense, pouls paradoxal. Tubée d'urgence à son entrée le 9 décembre à 7 heures du soir, a reçu avant son entrée 20 cc. sérum, pas de membranes sur les amygdales. T. 37°8.

10. Température matin, 38°6. T. Soir, 39°4, râles fins au sommet gauche, albumine. Nouvelle injection de sérum 20 cc.

11. Température matin. 38°4. Soir, 37°5. détubée à 5 h. 1/2. Soir, tirage intense et suffocation nécessitant une nouvelle intubation.

12. T. 38°4, détubée à 11 h. 1/2. Asphyxie imminente, retubée à midi. Troisième injection de sérum, 20 cc.

13. Température normale, plus d'albumine.

14. Température normale, détubée à 7 heures du matin, ne peut rester qu'une heure sans tube, le tirage est aussi intense qu'au début.

Retubée à 8 heures.

15. Température normale, détubée à 10 heures, retubée une heure après.

16. Température normale, détubée à 7 heures matin. Asphyxie imminente, retubée une demi-heure après.

17. Température normale, on est d'avis de laisser le tube encore 24 heures, l'état général est assez bon, le petit foyer de broncho-pneumonie a disparu.

18. Température normale, à 9 heures matin détubée par surprise, malgré cela obligée d'être retubée une heure après.

19. Température normale. Se détube à 5 heures du matin dans une quinte de toux, mais ne peut rester plus d'une heure sans son tube. T. 38°2.

20. Température normale, reste tubée.

21. Température normale, détubée à 10 h. 1/2 matin, reste détubée jusqu'à 6 h. 1/2 du soir. Crache au moment du tubage un peu de pus strié de sang. Tache noire arrondie sur la face droite du tube.

22. T. 38°4. Détubage à 6 heures matin par rejet spontané; ne peut rester qu'une heure sans tube, retubée à 7 heures du matin.

23. Température normale, reste tubée.

24. Température normale, détubée 5 heures matin, reste toute la journée détubée. La nuit est bonne et se passe sans tube.

25. Température normale. Reste détubée.

26. Reste détubée, l'enfant se passe désormais de son tube. L'état général est très bon. Il n'y a ni tirage léger, ni dysphagie. Elle sort complètement guérie le 10 janvier 1901.

N'a pas présenté de complications sériques.

Observation XL

Laryngite tubée (Lœffler.)

Berthe G., 3 ans. 30 novembre 1900.

Malade depuis le 28. Toux et voix éteintes, le 29, tirage depuis le matin. A son entrée 11 heures soir, l'enfant est très agitée, tirage intense sus et sous-sternal. Cornage, teint plombé, pouls paradoxal. On attend un peu pour la tuber. Le tirage s'accroissant de plus en plus elle est tubée à 1 heure du matin, expectoration de membranes. Soulagement immédiat. Première injection de sérum 20 cc., température 38°.

1er décembre. Etat général bon, respiration facile, quelques râles de bronchite.

T. matin, 38° 2, membranes sur les amygdales. Deuxième injection sérum 20 cc.

T. soir. 38°1.

2. Nuit très bonne, très peu de toux, encore quelques membranes. T. normale.

3. Rien à noter, reste tubée.

4. Détubée à 9 heures matin, respiration normale, à peine un peu de toux. L'état général est très bon. Sort le 24 décembre.

N'a pas présenté de complications sériques.

Observation XLI

Angine (Lœffler).

Henri P., 22 ans, militaire. 15 décembre 1900.

Malade depuis deux jours. Membranes sur le pilier antérieur, engorgement ganglionnaire douloureux.

Dysphagie.

Gargarismes liqueur Labarraque. T. 37° 8.

14. T. 38°. Examen bactériologique positif.

Membranes persistent, première injection de sérum 20 cc. soir, T. 37° 6.

15. T. normale. Membranes encore à droite.

Deuxième injection de sérum 20 cc.

16. Rien à noter jusqu'au 28. Il n'y a plus de membranes.

28. Douleurs dans les articulations coxo-fémorales. T. 38° 6, légère éruption sur le thorax.

29. Matin, T. 38° 2. L'érythème a disparu mais les douleurs persistent. T. soir. 38° 3.

30. Température 38° 1. Les douleurs ont diminué.

31. Matin, T. normale, encore une légère douleur dans les articulations.

1er. Le 1er janvier rien à noter.

Se lève le 3 janvier.

LE TRAITEMENT LOCAL DE LA DIPHTÉRIE

Dans le service des baraquements, de 1897 à fin 1900, les enfants atteints d'angine diphtérique n'ont subi aucun traitement local. L'angine a guéri seule ; plus de lavages, ils fatiguent les petits malades ; plus de badigeonnages, car lorsqu'ils sont mal faits, ils traumatisent la muqueuse pharyngienne, la font saigner, offrant ainsi au bacille de Lœffler un nouveau terrain de culture ; d'un autre côté, c'est une porte d'entrée pour les pneumocoques et les streptocoques vivant habituellement dans la cavité buccale et dont la virulence est accrue par leur association avec le bacille de Lœffler. Ce sont eux d'ailleurs qui produisent les lésions secondaires.

Chez l'adulte le gargarisme fait avec la liqueur Labarraque constitue tout le traitement local.

Eau	950.
L. Labarraque......	50.

C'est donc l'injection de sérum qui fait tout. C'est généralement 24 à 36 h. après l'injection que les membranes se détachent, l'injection est de 20 centimètres cubes.

Le plus souvent au bout de 48 heures les membranes ont disparu.

Si au bout de ce temps les membranes subsistent on est autorisé à faire une nouvelle injection. Il est bien rare qu'après avoir injecté 40 cc. de sérum, on ne soit pas maître du mal. Pour se convaincre de l'efficacité de ce traitement si simple, il n'y a qu'à constater que sur 74 angines traitées de 1897 à 1901, il n'y a pas un seul décès. 10 malades ont reçu plus de 20 cc. de sérum.

Il n'y a pas plus de traitement local pour le croup qu'il n'y en a pour l'angine. Le tubage pare aux accidents d'asphyxie. La chambre à vapeur, les enveloppements chauds et humides du cou suffisent lorsque l'enfant n'est pas tubé. On a vanté les pansements du larynx à l'huile mentholée. Nous nous servons d'huile eucalyptolée, non pas comme pansement du larynx mais pour lubréfier le tube avant son introduction, et rendre moins irritant son contact avec la muqueuse laryngienne. Sur 51 cas de croup non tubé il y a eu 5 décès. Les décès ont eu lieu quelques heures après l'arrivée de l'enfant. Ce sont des malades tellement intoxiqués que tout traitement devient inutile. L'un de ces enfants avait 1 an, il était malade depuis 7 jours, 2 autres un an et 14 mois, malades depuis 8 jours, le troisième 3 ans, malade depuis 10 jours, enfin le dernier 2 ans, malade depuis 6 jours. Le bacille et sa toxine avaient donc eu le temps d'accomplir leur œuvre. Sur les 65 cas de croup tubé il y a eu 17 décès. La cause du décès est la même. C'est toujours une intoxication trop profonde quand le traitement commence ou une broncho-pneumonie préexistante. Du reste j'ai l'intention de revenir sur ce sujet, à propos du tubage.

DU SÉRUM ET DES ACCIDENTS

QUI LUI SONT IMPUTABLES

La proportion des décès a tellement baissé depuis l'introduction de sérum de Roux dans la thérapeutique diphtérique, qu'il n'est plus permis de douter de son action bienfaisante. Mais on a imputé au sérum diverses complications qui, pour certains praticiens, sont un sujet de crainte et d'hésitation lorsqu'ils se trouvent en présence d'un cas douteux, et qu'ils ne peuvent pratiquer l'examen bactériologique.

Quelles sont donc ces complications ? Un médecin doit-il s'abstenir systématiquement du sérum dans un cas douteux ? On a accusé le sérum de produire l'albuminurie, des éruptions, des arthralgies et une notable élévation de température.

De 1897 à 1901, 190 malades ont été injectés. On a noté 22 fois l'albuminurie. Cette albuminurie a toujours existé le 1er jour du traitement. 21 malades ont guéri. Un seul est mort le lendemain de son entrée, il était malade depuis 7 jours et était atteint d'une bronchite membraneuse, il doit donc être retranché des malades ayant suivi le traitement. Restent donc 21 malades atteints d'albuminurie. Sur ces 21 malades

9 ont reçu 2 injections de sérum..... (40 cc.)
6 — 3 — de sérum..... (60 cc.)

Or l'albumine au lieu d'augmenter sous l'influence de ces injections a au contraire diminué et fini par disparaître. Voilà donc 15 malades chez lesquels l'albumine ne peut être imputée au sérum. En outre sur ces 15 malades 7 n'ont été traités que 6 à 8 jours après le début de la maladie. 6 ont eu en même temps de la broncho-pneumonie, 1 de la paralysie musculaire.

Il est donc plus rationnel d'imputer l'albuminurie dont ils ont été atteints à une intoxication diphtérique. Restent 6 malades n'ayant reçu qu'une injection de sérum. Or l'un d'eux était malade depuis 4 jours et avait une broncho-pneumonie, un autre l'était depuis 6 jours.

Or l'injection de sérum ayant eu lieu 4 et 6 jours après le début de la maladie et l'albumine ayant apparu le 1er jour du traitement, il est permis de croire que dans ces deux cas, elle n'est pas due non plus au sérum.

Restent donc 4 malades pour lesquels la cause de l'albuminurie peut rester douteuse. Mais ce qui est certain c'est que les malades ont guéri.

Les complications qu'on impute le plus facilement au sérum sont les éruptions et les arthralgies. Il est certain que l'éruption est un phénomène d'ordre toxique.

L'organisme se débarrasse des toxines de deux façons, en les détruisant, en les éliminant.

La cellule hépatique est l'organe chargé de la destruction des toxines ; devient-elle insuffisante soit par lésion organique, soit par disproportion entre l'apport des toxines et le travail qu'elle peut fournir, les toxines sont éliminées par les reins, les glandes et la peau. En s'éliminant par le rein, elles peuvent irriter cet organe et amener l'albuminurie, et en s'éliminant par la peau elles peuvent produire des phénomènes irritatifs et inflammatoires.

La peau est donc un émonctoire naturel et l'éruption un phénomène réactionnel. C'est un effort que fait l'organisme pour se débarrasser des substances qui lui sont nuisibles. En réalité c'est un signe d'insuffisance hépatique, que cette insuffisance soit réelle ou relative. Toute intoxication, qu'elle soit alimentaire, médicamenteuse, microbienne, peut produire le même phénomène. Les éruptions peuvent donc être produites par le sérum, mais elles peuvent l'être aussi par la toxine diphtérique. Avant l'emploi du sérum, on observait des éruptions. M. Durban dans sa thèse (1900) rapporte que sur 5 éruptions observées par lui, deux se sont produites avant l'injection. Dans la *Semaine médicale*, n° 53, a 19e M. Schütze rapporte qu'il a observé deux cas d'éruption chez des malades qui n'avaient pas reçu de sérum. L'éruption s'accompagne d'élévation de température, mais pas forcément. On observe plusieurs types d'éruption, le plus souvent c'est le type de l'urticaire, d'autres fois l'éruption rappelle l'exanthème de la scarlatine ou bien l'érythème polymorphe.

On a cherché à attribuer à la scarlatine les éruptions scarlatiniformes observées dans la diphtérie. On ne voit vraiment pas pourquoi ce symptôme commun à d'autres intoxications et infections serait plus particulièrement dû à une scarlatine parce qu'il apparaît chez un diphtérique.

Donc en résumé les éruptions peuvent être attribuées au sérum, mais aussi à la toxine diphtérique. Quant aux arthralgies, elles peuvent s'observer dans toutes les maladies infectieuses. Elles s'observaient chez les diphtériques avant l'emploi du sérum et il est probable qu'elles ne lui sont pas toujours imputables.

Reste à voir dans quelle proportion et dans quelles circonstances se sont produites ces complications observées depuis 1897.

Sur 190 malades injectés, 16 ont eu une éruption, 4 une éruption avec arthralgies, 2 des arthralgies sans éruptions, 1 un abcès. Total : 23.

Tous ces malades ont guéri. Les éruptions et les arthralgies ne sont pas forcément en rapport avec la quantité de sérum injecté.

Sur ces 22 malades :

7	avaient reçu	20 cc.	de sérum.
3	—	30 cc.	—
9	—	40 cc.	—
1	—	50 cc.	—
3	—	60 cc.	—

Donc les complications se produisent aussi bien avec une dose faible qu'avec une dose élevée de sérum.

Les éruptions ne s'observent pas spécialement chez des malades atteints de diphtéries associées ou d'affection non diphtérique.

Sur les 190 malades injectés, voici ce qu'on note :

	Lœffler	*Diphtéries associées*	*Non diphtériques.*
1897 :	47	10	9
1898 :	45	3	11
1899 :	15	»	2
1900 :	35	7	6
	142	20	28

Il y a donc 142 diphtéries pures ; et sur les 48 autres malades 7 seulement ont présenté des complications. En revanche 16 diphtéries en ont présenté.

Il semble cependant que les arthralgies soient plus fréquentes chez les malades dont la diphtérie est associée. Ainsi sur 6 cas d'arthralgies 3 ont été observés chez des malades ayant du streptocoque.

Un seul malade a eu un abcès.

Ce n'est pas réellement une complication imputable au sérum ; c'est un défaut d'asepsie soit dans la préparation de ce sérum soit dans la technique opératoire.

Sur les 23 malades atteints de complications, 4 avaient été injectés chez eux. J'ai noté cette particularité parce qu'on a dit que les injections de sérum se voyaient surtout lorsqu'elles étaient faites avec un sérum préparé depuis un certain temps. Et il est évident que les pharmaciens ont moins l'occasion de renouveler leur stock de sérum que les hôpitaux où les injections de sérum se font à peu près journellement.

Voici un tableau indiquant les complications imputables au sérum observées de 1897 à 1901.

Reste à dire un mot sur l'élévation de température après l'injection de sérum, et sur l'influence du sérum sur la marche des infections secondaires.

Sur nos 190 malades, 54 ont présenté une élévation de température qui peut probablement être imputée au sérum. Cependant sur ces 54 malades, 31 avaient une élévation de température au moment de l'injection.

7 n'ont pas dépassé... 38°.
33 n'ont pas atteint... 39°.
5 ont atteint........ 39°.
9 ont dépassé........ 39°.

En résumé l'élévation de température n'est généralement pas notable, puisque sur 54 malades, 40 n'ont pas atteint 39°, et sur ces 40 malades 19 avaient une température au-dessus de la normale lors de leur première injection.

Quant aux infections secondaires, telles que la broncho-pneumonie, il est à peu près certain que le sérum n'a aucune influence sur leur marche, toutes les broncho-pneumonies sauf une, survenue le 3e jour après l'entrée, avaient été contractées avant l'entrée des malades aux pavillons.

Malheureusement notre statistique n'est point faite pour le prouver, car sur 23 broncho-pneumonies il y a eu 12 décès. Cependant il faut se rappeler que sur les 21 décès que nous avons eus, la plupart des enfants étaient profondément intoxiqués lors de leur première injection de sérum dont ils n'ont pas pu bénéficier puisqu'ils sont morts le jour même ou le lendemain.

Il serait donc injuste d'accuser le sérum d'avoir aggravé une broncho-pneumonie qui ne pouvait guérir. Les injections de sérum ne semblent avoir aucune influence sur la rougeole lorsque la diphtérie survient au cours ou pendant la convalescence de cette maladie. En 1900 9 malades ont été atteints de diphtérie au cours ou pendant la convalescence de la rougeole, tous ont été guéris. Un seul a eu une éruption sérique. Même observation pour la coqueluche.

DU TUBAGE ET DES OBJECTIONS QUI LUI SONT FAITES

A Nantes le tubage a remplacé la trachéotomie, c'est M. le docteur Bécigneul qui, nommé en 1897 médecin titulaire des pavillons d'isolement, l'a introduit dans la pratique médicale. Cette opération qui avant lui n'avait jamais été faite à Nantes a rendu de réels services.

Cependant les partisans de la trachéotomie font plusieurs reproches au tubage, ces reproches sont-ils fondés ?

1° La mortalité n'est pas diminuée par le tubage, elle serait même augmentée pour quelques-uns.

D'après le relevé des observations prises de 1897 à 1901 il est entré 116 enfants atteints du croup, 65 ont été tubés, il y a eu 49 guérisons et 16 décès. Cette proportion dans les décès est comme on va le voir beaucoup trop élevée.

En effet sur les 16 décès, deux malades guéris de leur laryngite ont été détubés dans le service et sont morts chez eux deux jours après de broncho-pneumonie. Un 3e malade est amené dans le service 7 jours après le début de la diphtérie, il est profondément intoxiqué, et meurt.

Le lendemain à l'autopsie on trouve des membranes ramifiées jusque dans les plus petites bronches, il n'aurait donc pas pu bénéficier d'une trachéotomie.

Restent 13 décès ; sur ces 13 décès, 6 enfants sont morts le jour même ou le lendemain de leur arrivée. Ils étaient malades quand ils sont entrés dans le service depuis cinq à dix jours, un seul l'était depuis 3 jours. En outre 4 de ces malades étaient atteints de broncho-pneumonie quand ils ont été tubés. Il ne reste plus que 7 décès, encore est-il permis de discuter si leur état aurait pu les faire bénéficier d'une trachéotomie, 5 étaient atteints de broncho-pneumonie, le sixième est mort le surlendemain, il était malade depuis 13 jours quand il est entré, le dernier est mort au bout de 4 jours, il avait un croup à streptocoques.

Il résulte de la discussion qui précède que la plupart des décès sont dus à des complications que les enfants avaient avant leur tubage. Les complications survenant après le tubage sont rares surtout si les enfants sont tubés de bonne heure.

Nous avons relevé un seul accident peut-être imputable au tubage, un cas de suppuration avec fonte du lobe droit du corps thyroïde, chez un enfant tubé qui a du reste guéri sans accident, il avait une angine et laryngite à bacilles de Lœffler associés aux streptocoques et le pus ne contenait que du streptocoque.

Ce n'est plus le cas dans la trachéotomie, les complications sont surtout fréquentes après l'opération. Elles sont dues à l'infection de la plaie opératoire et à l'entrée dans les poumons d'un air qui n'est plus filtré dans les fosses nasales.

2° Le tubage ne peut pas se pratiquer dans la clientèle, par suite d'accidents nécessitant l'intervention médicale immédiate.

Il n'y a qu'un seul accident qui nécessite l'intervention médicale immédiate.

C'est l'obstruction du tube. L'auto-extubation, la déglutition du tube ne peuvent être placées au rang de ces accidents.

En effet, l'auto-extubation replace l'enfant dans les conditions où il était avant l'intubation ; c'est-à-dire que si la durée de l'intubation n'a pas été suffisante, le tirage reparaît, il peut se produire des accès de suffocation comme il s'en était produit avant le tubage. On a généralement le temps d'aller chercher un médecin pour pratiquer une nouvelle intubation. Dans d'autres cas, la durée de l'intubation ayant été suffisante, l'enfant respire facilement ; ou bien le tirage est peu marqué, il peut désormais se passer de tube.

La déglutition du tube est une auto-extubation accompagnée d'un accident qui peut effrayer les parents, mais qui pour le médecin n'a aucune gravité. Le tube est mousse, il ne peut blesser l'intestin, il est rendu avec les selles quelques jours après. L'obstruction du tube est donc le seul accident qui nécessite une intervention médicale immédiate.

Sur nos 65 cas d'intubation nous avons eu deux cas d'obstruction du tube. 1 de ces cas est relaté dans mes observations personnelles. Les deux enfants ont guéri, ayant été détubés immédiatement puis, retubés après respiration artificielle.

Il est évident que cet accident est redoutable et qu'il demande une intervention immédiate. Est-ce une raison pour délaisser le tubage et lui préférer la trachéotomie quand les sujets ne peuvent bénéficier de la surveillance médicale de tous les instants? Cet accident est rare. 2 cas sur 65 donnent une moyenne de 3 0/0. La rareté de cet accident est due à ce que l'obstruction laryngée n'est pas le plus souvent produite par la présence d'un exsudat membraneux, mais par le spasme des muscles constricteurs de glotte ou par l'épaississement de la muqueuse laryngienne enflammée. En outre très souvent l'introduction du tube amène l'expectoration des membranes.

Il résulte, vu la rareté des accidents d'obstruction, qu'il est permis de pratiquer le tubage en dehors des milieux hospitaliers.

En Autriche, le tubage est pratiqué surtout dans la clientèle des campagnes. A Lille les enfants tubés ne sont point sous la surveillance continuelle de l'interne. M. le docteur Bayeux, qui a beaucoup pratiqué le tubage, est d'avis que l'assistance médicale de tous les instants n'est pas absolument indispensable aux intubés. Il cite à l'appui de sa conclusion, la statistique du docteur Estat, portant sur 40 tubages pratiqués en dehors des milieux hospitaliers.

Un tableau donné plus loin indique les accidents survenus pendant l'intubation.

3° La durée de l'intubation est limitée, 5 à 6 jours d'intubation sont généralement considérés comme une limite maxima.

Lorsque le tube est resté dans le larynx environ 120 à 144 heures, et que l'enfant ne peut respirer sans tube, on songe à la trachéotomie ; des ulcérations pouvant se produire dans le larynx si l'intubation se prolonge.

En général l'extubation se pratique 36 à 48 heures après l'intubation, plus souvent 48 heures après que 36 heures. On estime qu'au bout de ce laps de temps le spasme laryngien a disparu et que le sérum a eu le temps de produire son effet.

Sur 65 intubations, l'intubation n'a pas dépassé 48 heures dans 35 cas ; si l'on retire les décès qui ont eu lieu le jour même ou le lendemain, il reste 35 — 7 = 28 cas, donc 28 fois l'intubation n'a pas dépassé 48 heures ; dans 30 cas, cette limite minima à été dépassée :

15 fois l'intubation n'a pas dépassé 72 heures ;
8 fois elle n'a pas dépassé 96 heures.

Enfin 7 fois la limite maxima a été atteinte et même dépassée.

Dans plus de la moitié des cas la limite minima ayant été dépassée, il semble qu'il soit préférable plutôt que de pratiquer une nouvelle intubation, de prolonger cette limite, 72 heures au lieu de 48 heures comme minima, c'est-à-dire 3 jours. Après 72 heures les cas d'intubation prolongée au delà de la limite sont beaucoup plus rares. Dans les 7 cas d'intubation prolongée au delà de la limite maxima, il y a eu 1 décès, l'intubation avait été de 125 heures, on a trouvé une ulcération du larynx. Cette enfant avait présenté une température de 39°8, le jour de son entrée ; profondément intoxiquée elle avait en outre une broncho-pneumonie et des phlegmons multiples.

Les autres cas ont guéri.

1 après 113 heures.
1 — 119 —
1 — 169 —
1 — 250 —
1 — 130 —
1 — 346 —

L'observation relative à l'intubation de 250 heures a été relatée par M. Léon Sourdille dans les *Archives des maladies des enfants* (5 mai 1899).

Quant à l'intubation de 346 heures, c'est moi-même qui l'ai pratiquée. Elle est relatée dans mes observations personnelles (N° 39).

Il est donc permis avant de faire une trachéotomie de prolonger la limite maxima de l'intubation

Voici un tableau permettant de constater la durée de chaque intubation et un autre, les incidents survenus pendant chaque intubation.

4° Certaines laryngites survenant au cours de la rougeole ne peuvent bénéficier du tubage. On a surtout accusé les laryngites tardives.

Pendant l'année que j'ai passée comme interne aux Pavillons d'isolement, il y a eu une épidémie de rougeole, 7 enfants atteints de rougeole ont été en même temps ou après atteints de croup. 5 ont été tubés. 2 de ces malades étaient en pleine rougeole, les 3 autres étaient en convalescence.

Tous ces enfants ont guéri. Il n'y a eu aucun incident pendant l'intubation, 2 n'ont subi qu'une intubation.

1 ayant dépassé la limite minima a subi 2 intubations.

Le cinquième a été tubé 130 heures, il a subi 4 intubations.

D'après ces quelques observations une laryngite survenant au cours ou pendant la convalescence d'une rougeole, ne semble pas contre-indiquer le tubage.

J'ai également eu l'occasion de tuber un enfant atteint de croup pendant une coqueluche. La durée de l'intubation a été de 75 heures, il y a eu deux intubations. Aucun incident pendant leur durée.

D'après cette observation (n° 28) le tubage semble avoir une influence favorable sur l'évolution de la coqueluche.

Restent deux objections.

Le tubage dans certains cas est réellement impraticable. C'est vrai, mais c'est rare. Ce fait se produit d'abord dans les sténoses du larynx. Un enfant de deux ans mort presque en arrivant après un essai de tubage infructueux, avait un larynx laissant à peine passer une plume d'oie.

Un second dont le larynx à l'autopsie ne laissait passer qu'un stylet ne put être tubé et mourut promptement, les parents qui étaient présents ayant refusé la trachéotomie. J'ai eu l'occasion de tuber un enfant, qui d'ailleurs a guéri (obs. XX), présentant une sténose assez prononcée, l'enfant avait 5 ans et je n'ai pu la tuber qu'avec le tube d'un enfant de 7 à 18 mois, l'intubation n'a présenté aucun autre incident. La durée de l'intubation a été de 41 heures.

L'impossibilité du tubage se produit aussi dans les cas de spasme invincible. C'est ce dont j'ai été témoin. Appelée (je n'étais plus interne aux Pavillons) pour tuber un enfant de 5 ans qui suffoquait, je n'ai pu réussir avec aucun tube et l'enfant a subi la trachéotomie, il a guéri. Cet enfant extrêmement nerveux (il a été atteint de chorée) était le type du dégénéré, il avait un bec de lièvre, une gueule de loup, des malformations des organes génitaux. Le larynx examiné au laryngoscope était normal. C'était donc uniquement un spasme qui s'était opposé au tubage.

La dernière objection est celle-ci :

On ne sait pas quand on doit quitter un enfant qui vient de subir l'extubation. La même objection peut être faite à la trachéotomie ; des accidents se sont produits dans les mêmes circonstances.

C'est au médecin: 1° à ne pas détuber trop tôt; 2° à rester auprès du malade au moins deux heures après avoir pratiqué l'extubation s'il craint un accès de suffocation. Après deux heures il est rare que l'indication d'une nouvelle intubation soit immédiate et urgente. On voit quelquefois le tirage reparaître surtout dans la soirée, le médecin peut alors être appelé et pratiquer une nouvelle intubation s'il le juge à propos.

CONCLUSIONS

1° La sérothérapie a notablement abaissé la mortalité dans la diphtérie.

2° Les accidents imputables au sérum ne présentent pas assez de gravité pour permettre de s'abstenir de l'injection de sérum en cas de doute.

3° L'injection de sérum n'exerce aucune influence sur les infections secondaires ou les maladies telles que rougeole ou coqueluche au cours desquelles la diphtérie peut survenir.

4° Le traitement local de la diphtérie peut disparaître.

5° Le tubage doit être préféré à la trachéotomie.

6° Les laryngites survenant au cours de la rougeole ne sont pas une contre-indication du tubage. Celui-ci semble avoir une heureuse influence sur l'évolution de la coqueluche.

7° La durée de l'intubation peut être prolongée au-delà de la limite maxima (dans un cas elle a atteint 346 heures).

8° Les accidents nécessitant une intervention médicale immédiate sont rares ; l'assistance médicale de tous les instants n'étant pas indispensable aux intubés, l'intubation peut être pratiquée en dehors des milieux hospitaliers.

IMPRIMERIE F. DEVERDUN, BUZANÇAIS (INDRE).

www.ingramcontent.com/pod-product-compliance
Ingram Content Group UK Ltd.
Pitfield, Milton Keynes, MK11 3LW, UK
UKHW022138190726
13855UKWH00003B/1207